NOTICE

SUR

LES EAUX DU MONT-DORE

PRÉSENTÉE A L'ACADÉMIE DE MÉDECINE

PAR

Le docteur GOUPIL DES PALLIÈRES

CORRESPONDANT DE L'ACADÉMIE IMPÉRIALE DE MÉDECINE
MEMBRE DE LA SOCIÉTÉ MÉTÉOROLOGIQUE DE FRANCE, MÉDECIN INSPECTEUR
ADJOINT DE L'ÉTABLISSEMENT THERMAL DES EAUX
DU MONT-DORE.
CHEVALIER DE LA LÉGION-D'HONNEUR

PARIS

IMPRIMERIE DE W. REMQUET ET Cᴵᴱ,

RUE GARANCIÈRE, 5.

1859

NOTICE

SUR LES EAUX DU MONT-DORE.

NOTICE

SUR

LES EAUX DU MONT-DORE

PRÉSENTÉE A L'ACADÉMIE DE MÉDECINE

PAR

Le docteur GOUPIL DES PALLIÈRES

CORRESPONDANT DE L'ACADÉMIE IMPÉRIALE DE MÉDECINE
MEMBRE DE LA SOCIÉTÉ MÉTÉOROLOGIQUE DE FRANCE, MÉDECIN INSPECTEUR
ADJOINT DE L'ÉTABLISSEMENT THERMAL DES EAUX
DU MONT-DORE.
CHEVALIER DE LA LÉGION-D'HONNEUR

PARIS

IMPRIMERIE DE W. REMQUET ET Cⁱᵉ,
RUE GARANCIÈRE, 5.

1859

NOTICE

SUR

LES EAUX DU MONT-DORE

L'étude de l'hydrologie médicale ne remonte pas en France à une époque tellement reculée que le monde, et même beaucoup de médecins, ne fassent encore très-bon marché de cette science. Les uns ne la regardent que comme un moyen thérapeutique d'une valeur très-contestable; les autres, comme une distraction offerte aux malades. Les épigrammes en prose et en vers ne lui ont pas été épargnées; et nous ne nous étonnerions pas que la scène française ne s'en fût même emparée et n'en eût égayé son public.

On rend les eaux minérales solidaires des excentricités que quelques personnes apportent dans les résidences thermales. En effet, la saison des eaux arrive; quelques oisifs, en garde contre l'ennui, dominés par les vanités et l'amour de la toilette, excités par les émotions et la cupidité du jeu, entraînés par

les plaisirs et l'intrigue, viennent, dans un établissement thermal, suivre un simulacre de traitement.
Mais il ne faut pas faire de l'exception la règle générale ; et c'est cependant ce que l'on fait. Voilà les
véritables causes du scepticisme et de l'indifférence
que l'on a pour les eaux minérales. Nous avouons
toutefois qu'il y a une raison spécieuse, et qui,
même aux yeux des médecins, peut avoir une certaine valeur, en faisant naître et en entretenant le
doute sur l'action réelle des eaux.

On s'étonne que des eaux, fort différentes dans
leur composition chimique (nous ne parlons que
des eaux thermales), jouissent cependant d'une
efficacité non contestée dans des maladies de
même nature. Mais un moment de réflexion fera
cesser cet étonnement. En effet, les eaux quelles
qu'elles soient, abstraction faite de leur composition
chimique, et en raison seulement de l'élévation de
leur température, doivent exercer une puissante action sur tout l'organisme. Jamais, en effet, médication
a-t-elle agi et plus activement et plus généralement ?
Tout le système cutané, les immenses surfaces des
membranes muqueuses gastro-intestinales et de l'appareil respiratoire sont mises au contact de ces eaux
à température élevée, et deviennent le siége d'une
réaction extrêmement précieuse dans les anémies, les
affections chroniques, les cachexies. Cette action sur
tout l'organisme décentralise la vie, l'appelle à la
périphérie, la répartit dans tous les organes, débar-

rasse ceux qui étaient engorgés, rétablit leurs fonctions, les relève de leur déchéance, si nous pouvons
nous exprimer ainsi, et fait renaître cette harmonie
fonctionnelle qui est la santé.

Cette médication des eaux produit ces perturbations, ces ruptures d'équilibre, ces oscillations qui
déterminent des crises visibles ou latentes, et finale-
ment le retour à l'état physiologique ; ainsi l'orage
ramène le beau temps. Mais, il ne faut pas s'y trom-
per : si des états pathogéniques différents, amenant
les mêmes conséquences pathologiques, peuvent se
modifier heureusement, ainsi que nous l'avons démontré, seulement par l'eau élevée à une certaine
température, que ne sera-ce donc pas quand à cette
action puissante viendra encore se joindre l'action
énergique des agents chimiques qui minéralisent les
eaux thermales ! Cette puissance, on le sait, n'est pas
toujours en raison directe des quantités absolues des
substances minéralisantes, mais est la raison de
cette loi qui fait que les agents chimiques pris à
l'état naissant, ou de molécule organique, exercent
une action thérapeutique bien plus développée que
dans des conditions opposées.

Plus tard, nous reviendrons sur cette action des
eaux quand le moment sera venu de parler des procédés qu'emploient les médications thermales pour
la guérison des maladies.

Les eaux minérales, on le voit donc bien, consti-
tuent une médication si puissante, que ce n'est pas

1.

impunément que l'on peut les prescrire ; et cette arme à deux tranchants a besoin pour être maniée d'un soin extrême.

Il y a donc bien loin de là à cette action équivoque et douteuse que l'on reproche si gratuitement aux eaux minérales.

Nous regardons comme chose très-regrettable que les pauvres, les nécessiteux et cette classe moyenne qui compose peut-être la plus grande moitié des populations, ne puissent parvenir à se servir des médications thermales auxquelles les riches peuvent seuls atteindre. L'éloignement des résidences thermales, les dépenses qu'on est obligé de faire sont les causes qui privent une infinité de malades de profiter des eaux minérales.

Nous devons dire aussi (quelques-uns de nos honorables confrères dussent-ils nous renvoyer à M. Josse) que les médications thermales n'entrent pas assez dans les habitudes des prescriptions ; et peu de nos confrères y pensent, ou n'y pensent qu'à l'occasion de la classe la plus privilégiée de la société.

Le temps viendra, nous n'en doutons nullement, où la France, largement dotée de voies ferrées, permettra au monarque qui la gouverne de saisir l'heureuse occasion de mettre à la portée de tous toutes nos richesses thermales. Dans un siècle où le privilége de la fortune tend sans cesse à se restreindre, il était triste de penser que les malades pauvres ne pouvaient se procurer les moyens de guérir, ou de se soulager.

Déjà des asiles, même luxueux, sont ouverts à la campagne et aux portes de Paris aux convalescents sortis des hôpitaux, où les conditions de retour à la santé sont très-difficiles à obtenir, et où les rechutes sont fréquentes; heureux même quand les malades n'y contractent pas des maladies plus graves que celles qui avaient motivé leur entrée.

————⟶⟵————

> Le remède n'est rien, la médication
> est tout, et principalement l'adminis-
> tration a quelque chose de sacramentel.
> (M. TROUSSEAU.)

Depuis 1823 que M. Bertrand père, notre savant et regretté collègue, a publié ses recherches sur les propriétés physiques, chimiques et médicales des eaux thermales du Mont-Dore, une pratique de trente ans n'a pu lui rien faire ajouter, soit dans l'administration des eaux, soit dans leur manière d'agir sur l'organisme. Tout vieillit sans doute, mais l'observation médicale, tenant rigoureusement compte des faits bien plus que des théories, reste immuable, et ce qui était vrai il y a trente ans, est encore vrai aujourd'hui, et le sera toujours. Pourquoi donc cette notice, si tout a été dit? Depuis trente-six ans, la chimie hydrologique est devenue plus précise dans ses analyses, les eaux minérales sont mieux connues dans leur composition intime, leur puissance est plus scientifiquement constatée et leur application mieux déterminée.

Notre célèbre devancier devinait, pressentait ces progrès et les appelait de tous ses vœux. Ses désirs ont été accomplis; et il a eu la gloire et le bonheur de trouver dans son fils, notre modeste, notre savant et regretté collègue, celui qui, par de nouvelles analyses, a su découvrir dans les eaux du Mont-Dore un de leurs principes constituants les plus actifs, l'arsenic.

L'illustre professeur Thénard, sanctionnant de son haut suffrage la découverte de M. Pierre Bertrand, entra dans la voie qu'avait ouverte ce médecin. Le célèbre chimiste, se trouvant au Mont-Dore pour raison de santé, a voulu déterminer exactement la quantité d'arsenic contenue dans ces eaux. Cette analyse faite par trois procédés différents, se contrôlant exactement, donne des résultats identiques. L'arsenic est à l'état d'acide arsénique et forme avec la soude un arséniate de soude du poids de 1 milligr. 253, par litre d'eau.

M. Bertrand fils pensant que les vapeurs d'eau minérale du Mont-Dore, dégagées dans les salles d'aspiration, pouvaient contenir de l'arsenic, M. Thénard fit construire en fer-blanc un appareil condensateur et put obtenir ainsi une certaine quantité de liquide que l'on fit réduire à quelques centilitres qui, introduits dans un petit appareil de Marsh, offrirent des traces très-sensibles d'arsenic.

Le célèbre chimiste était conduit à penser que les eaux du Mont-Dore pouvaient contenir de l'iodure de sodium. Il fit donc placer dans les salles d'aspiration des vapeurs d'eaux minérales des écheveaux de fil de fer, assuré que si l'iode y existait, il se combinerait au fer. Mais l'expérience, par des circonstances indépendantes de la volonté de MM. Thénard et Bertrand, ne put être suivie, et nous nous disposions à la compléter quand une réflexion nous arrêta, et nous fit voir qu'alors même qu'il n'y aurait pas d'iode dans les eaux du Mont-Dore, on en trouverait toujours dans les vapeurs des salles d'aspiration, attendu que les nombreux malades qui séjournent assez longtemps dans ces salles, cèdent aux vapeurs les préparations d'iode dont ils font usage. Si l'on tenait à savoir si l'iode est contenu dans les vapeurs, il faudrait recueillir ces vapeurs avant la saison des eaux, ce qui ne serait pas facile et entraînerait des frais. Mais il serait plus simple de chercher l'iode dans les eaux mêmes des sources. Si nous sommes entré dans quelques détails sur cette substance, c'est que nous pensons que sa présence serait loin d'être inutile dans les eaux du Mont-Dore, car elle leur donnerait une puissance plus considérable encore.

M. Thénard, qui, avec juste raison, accordait aux
eaux du Mont-Dore une incontestable activité qu'elles
doivent au fer et à l'arsenic, regrettait qu'elles ne
continssent pas autant de principe arsenical que les
eaux de la Bourboule qui, par litre d'eau, offrent un
peu plus de 20 milligrammes d'arséniate de soude. Il
proposait en conséquence (*Extrait des comptes rendus
des séances de l'Académie des sciences*, t. xxxix, p. 763)
d'ajouter aux eaux du Mont-Dore la quantité équiva-
lente d'arséniate de soude que contiennent les eaux
de la Bourboule. La théorie sans doute peut accueillir
cette proposition, mais nous doutons qu'une saine et
judicieuse pratique puisse y souscrire. Nous pensons
qu'il ne faut jamais déranger la composition chimique
d'une eau minérale quelconque, et l'art, quelque savant, quelque bien inspiré qu'il puisse être, n'aura
jamais le droit de corriger la nature, de s'y substituer,
et de créer par la seule autorité de la théorie des édi-
tions des eaux minérales, si nous pouvons nous exprimer ainsi. Que serait-ce donc, si chaque médecin
pouvait à son gré adultérer une eau minérale et la
travestir ! Une source d'eau minérale est sacrée ; elle
est un type auquel il faut bien se garder de toucher.
Mais il y a plus, et nous n'hésitons pas à le dire, une
plus grande quantité d'arséniate de soude dans les
eaux du Mont-Dore ne serait pas tolérée par la géné-
ralité des malades. Déjà quelques personnes délicates
et irritables ont quelque peine à s'habituer aux eaux
du Mont-Dore ; dans les premiers temps, elles ôtent

l'appétit à quelques-unes, produisent la diarrhée chez quelques autres; mais que serait-ce donc si nos malades usaient d'une eau treize fois plus riche en principe arsenical? La fable du gland et la citrouille nous dit de respecter les œuvres de la nature et de ne jamais chercher à corriger ce qu'a si bien fait sa main si intelligente et rappelle l'axiome : Le mieux est l'ennemi du bien.

Depuis la publication de l'ouvrage de M. Bertrand père, en 1823, le fer et l'arsenic ont été étudiés avec beaucoup de soin comme agents thérapeutiques. Les eaux du Mont-Dore devant la plus grande partie de leurs propriétés à la présence de ces deux métaux, nous demandons la permission d'entrer dans quelques considérations sur l'arsenic principalement; le fer étant d'un emploi trop général et trop connu pour qu'il soit besoin d'en parler.

Toutes les eaux minérales thermales ayant une origine très-profonde, traversant conséquemment une certaine épaisseur de l'écorce terrestre, doivent se charger des substances solubles des terrains qu'elles percent et entre lesquelles elles circulent pendant longtemps. Ces eaux, originairement à température très-élevée et dans des conditions toutes particulières, dissolvent une certaine quantité de principes minéraux. Le nombre et la quantité de ces principes dissous font toute la richesse des eaux minérales.

Les eaux thermales, acidules en particulier, ont toutes un fond commun de principes minéralisateurs : la chaux, la soude, la magnésie, la silice, forment des sels avec les acides chlorhydrique, sulfurique et carbonique. Ce n'est que dans des circonstances particulières que, rencontrant des gisements arsénifères et ferrugineux, ces eaux se chargent, à quantités diverses, de ces substances métalliques. Nous ne prétendons pas dire que les eaux minérales ne doivent exclusivement leurs vertus qu'aux grands principes minéralisateurs : fer, soufre, arsenic ; nous croyons que les bases salifiables et les gaz que ces eaux contiennent ont bien aussi leur part d'action. Que d'eaux minérales, en effet, ne contenant ni soufre, ni fer, ni arsenic, et qui ont, en thérapeutique, une valeur considérable et incontestée ! Mais il faut reconnaître aussi que les eaux qui sont minéralisées par des agents chimiques d'une grande énergie doivent agir également avec une grande activité. Or, les eaux du Mont-Dore doivent, notamment à l'arsenic, une notable partie de leurs précieuses propriétés. Mais quelle est la valeur thérapeutique de ce métal ? Est-ce une acquisition nouvelle que la science a faite ? Les quelques considérations suivantes pourront répondre à ces questions.

Depuis longtemps les préparations arsenicales avaient pris rang dans la matière médicale, et fournissaient à la thérapeutique un puissant modificateur. Tantôt il était employé comme caustique dans les cancroïdes superficiels, le plus souvent donné à l'intérieur dans le but d'imprimer à tout l'organisme un

mouvement particulier d'excitation telle, qu'en dernière analyse les grandes fonctions prennent plus
d'énergie, et que la nutrition, ce grand acte de la vie
organique, ce complément en quelque sorte de toutes
les fonctions, se trouve ou régularisée ou augmentée.
On le voit, cette action générale déterminée par l'arsenic avait dû en faire administrer les diverses préparations dans un certain nombre d'affections non
identiques.

Hippocrate, dit-on, employait le sulfure d'arsenic
dans les crachements purulents; Avicenne et Diosco-
ride recommandaient l'orpiment contre la toux et l'en-
rouement chroniques; Tukinson, Bardsley et Keller,
dans le rhumatisme; Beddoës, Girdlestone, comme
préservatif de la phthisie pulmonaire; Hartes, dans
beaucoup d'affections chroniques; Fodéré, dans quelques cas de dyspnée, de douleurs habituelles de poi-
trine avec engorgement des poumons, dans les bronchites et dans l'asthme non symptomatique des affections du cœur. Les Morlaques emploient les vapeurs
de l'acide arsénieux mis sur des charbons ardents
contre les dyspnées et l'asthme humide surtout. De
temps immémorial les Arabes se servent de l'arsenic
dans l'hippiatrique. La médecine actuelle emploie
assez fréquemment l'arsenic dans les fièvres intermittentes avec cachexie paludéenne, et particulièrement
dans les affections rebelles de la peau, et dans les
bronchites chroniques avec ou sans évolution tuber-
culeuse. Nous ne devons pas oublier non plus les

névroses de la respiration qui, en général, se trouvent assez bien de l'emploi de l'arsenic. Toutefois, quelques médecins ne reconnaissent pas à l'arsenic toutes les propriétés dont nous avons parlé, ou ils pensent que ses bons effets se compensent par des inconvénients.

Action des eaux du Mont-Dore sur l'organisme.

Cette action est complexe, et s'il était permis d'assigner à chaque principe minéralisateur le rôle qu'il joue dans l'action des eaux, nul doute que dans celles du Mont-Dore on ne doive faire une large part à l'arsenic et au fer. Mais quelle part attribuer individuellement à chacun de ces deux principes? La solution de ce problème est difficile, car il faudrait tenir compte de l'action propre à l'arsenic et à celle du fer.

Les préparations de fer, données dans les anémies, produisent au bout d'un certain temps des symptômes accusant un état pléthorique : rougeur des membranes muqueuses extérieures, coloration de la peau, pesanteurs de tête, étourdissements, vertiges, somnolence, palpitations, tendances aux hémorrhagies ou même hémorrhagies, épistaxis, ménorrhagie, hémorroïdes. Cette symptomatologie se retrouve dans l'administration des eaux du Mont-Dore comme dans toutes les eaux où se trouve essentiellement le fer, mais celles du Mont-Dore ont des différences trop importantes pour qu'il n'en soit pas tenu compte ici.

L'administration des eaux du Mont-Dore faite dans les meilleures conditions et avec tout le développement de cette médication produit des effets qui n'appartiennent qu'à ces eaux. Nous ne parlerons pas des effets qui peuvent appartenir à leur état thermal, mais de ceux qui semblent appartenir plus particulièrement à la minéralisation des eaux.

Les douleurs occasionnées par la syphilis, la carie augmentent constamment par le traitement des eaux du Mont-Dore; ce qui constitue, cela soit dit par avance, une incompatibilité. Les douleurs rhumatismales, au contraire, se calment dans le bain.

Si les sécrétions cutanées augmentent par la médication du Mont-Dore, celles de la muqueuse des voies aérifères diminuent beaucoup et se modifient d'une manière remarquable; et dans ce phénomène il ne faut pas voir une substitution de sécrétion, mais bien l'action directe des eaux sur la muqueuse aérifère qui se modifie et modifie également ses produits morbides. Ici nous insistons sur l'action directe des eaux sur l'appareil respiratoire, plus tard nous aurons à parler des effets généraux de la médication des eaux du Mont-Dore, et de la puissante révulsion exercée sur tout le système cutané au profit des poumons et d'autres appareils organiques. Si cette modification profonde dans la sécrétion de la muqueuse thoracique est bien réelle, et elle l'est, et personne que nous sachions ne l'a contestée, il faut bien admettre que l'arséniate de soude n'est pas étranger à cette action, car les autres eaux thermales, fortement minéralisées par le fer, n'ont pas cette précieuse propriété.

Les eaux du Mont-Dore produisent sur la peau certains phénomènes qu'il ne faut pas passer sous silence. En effet, tout le système cutané est tellement fluxionné que la peau est plus dense, plus épaisse, plus injectée, le sang y abonde en telle quantité que souvent il y a érythème et souvent des taches ecchymotiques. Souvent aussi on a pu voir cette puissance révulsive rappeler des affections psoriques supprimées et compromettant des organes essentiels à la vie, ou donner lieu à des furoncles, à des éruptions ou même à des phlegmons superficiels. L'action décentralisante ou périphérique des eaux du Mont-Dore exerce une trop grande puissance pour que les fonctions dévolues à la peau ne soient pas portées à leur *nec plus ultra*. Aussi la peau ne doit sa douceur au toucher qu'à l'hypersécrétion des follicules sébacés; aussi les sueurs sont-elles d'une abondance extrême, et quelquefois si abondantes que le médecin se voit obligé de calmer cette effervescence sudorale.

Il n'était guère possible que cette action périphérique ne nuisît pas aux autres sécrétions; en effet, l'urine est plutôt rare qu'abondante, souvent elle est trouble par le repos ou devient sédimenteuse. La membrane muqueuse gastro-intestinale voit ses sé-

crétions diminuer ; de là la constipation à peu près
ordinaire aux personnes qui font usage des eaux sans
cependant devenir une gêne. Cependant l'action du
pancréas, du foie, des follicules intestinaux qui préparent les sucs digestifs ou gastriques, est évidemment augmentée, car beaucoup de malades nous arri-
vent avec de l'anorexie, de la dyspepsie et quelques
jours après les premiers bains et les premières médications, sont pris d'un appétit tel qu'il faut au moins
doubler et quelquefois tripler la quantité des ali-
ments.

Les muscles sont en général trop voisins de l'organe cutané pour qu'ils ne participent pas aussi à
cette excitation générale, et que leurs fonctions à
l'état physiologique ne soient pas considérablement
augmentées. Sont-ils malades, ils ne tardent pas à se
modifier.

Les tissus fibreux, les synoviales obéissent à cette
même action.

Dans cette puissante médication des eaux, le cerveau lui-même est influencé ; pendant les premiers
jours du traitement les malades sont mal à l'aise, irritables, tristes, sans vigueur, découragés ; mais bientôt tout rentre dans l'ordre, et l'organisme entier,
d'abord étonné, surpris, se relève et, nous le répétons, l'ordre est rétabli.

L'action de nos eaux est tantôt directe, tantôt indirecte. Nous avons essayé de décrire brièvement leur
action directe ou primitive sur divers appareils orga-

niques, nous aurons peu de mots à dire sur leur action indirecte ou secondaire.

La circulation, au milieu de cette excitation générale, n'a pas pu rester dans son état habituel; elle a dû prendre plus d'activité et se mettre en harmonie d'action; c'est aussi ce qui arrive. La circulation générale, ayant elle-même plus de force et d'expansion, les transmet aux circulations particulières et la vie des viscères se modifie; les fonctions qu'ils exercent subissent ces modifications, et dans l'état pathologique qui ne se caractérisera pas par un état phlegmasique aigu ou par des désordres anatomiques trop étendus on comprend tout ce que l'on peut tirer d'une médication dont l'effet est si général, si actif, si profond.

Indépendamment de l'action du fer sur les globules du sang, la médication des eaux du Mont-Dore exerce une action indirecte, mais très-active sur quelques appareils. L'utérus, cet organe à affections si protéiques, peut, dans un assez grand nombre de maladies, recevoir une heureuse influence de cette puissante médication. Parcouru par une plus grande quantité de sang plus riche, plus vivant, plus organisé, les fonctions muettes ou incomplètes se réveillent de leur sommeil, se régularisent, rentrent dans le concert commun, et aux mille rouages qui composent notre merveilleuse organisation, viennent ajouter un rouage de plus, mais régulier et indispensable.

L'anémie, les névroses, les irritations chroniques

de l'utérus, l'aménorrhée, quelques affections de l'ovaire, quelque cas de stérilité indirecte, des affections générales ayant leur cause initiale dans un état pathologique de l'utérus, se modifieront avantageusement par la médication du Mont-Dore. Il en sera de même de certaines affections chroniques du foie, de l'estomac; de certains états nerveux : la mélancolie, l'hypocondrie; de certaines tumeurs articulaires sans chaleur ni douleur. En général les eaux du Mont-Dore sont données avec avantage dans toutes les circonstances où il conviendra d'exciter, de faire une puissante révulsion, comme aussi d'instituer une médication éminemment tonique.

M. Bertrand père, dans l'excellent ouvrage qu'il a laissé sur le Mont-Dore, décrit parfaitement la manière dont ces eaux agissent. En effet, elles sont si éminemment stimulantes qu'elles impriment à tout l'organisme un mouvement vibratoire tel, un ébranlement si puissant, qu'elles font sortir de leur torpeur les organes souffrant d'affections chroniques, soit en stimulant le système nerveux lui-même et tout l'appareil circulatoire, soit en réveillant les fonctions physiologiques entravées ou engourdies, ou, agissant à la manière des substitutifs, en guérissant les inflammations chroniques, en rendant aux organes la force dont ils ont besoin pour guérir; soit enfin en déterminant des états critiques s'annonçant brusquement, ou procédant avec lenteur, mais avec autant d'efficacité. Tels sont, en peu de mots, les procédés qu'em-

2

ploie la nature dans la curation des maladies pour lesquelles ont emploie les eaux du Mont-Dore, et probablement pour beaucoup d'autres eaux minérales.

Du traitement suivi au Mont-Dore.

Des bains tempérés, 28 à 30 degrés centigrades, ou à haute température, 42 à 43 degrés; des douches sous différentes formes et à volumes gradués, à la même température que les bains; des aspirations de vapeur d'eau minérale; de l'eau minérale prise en boisson; des pédiluves: tels sont les moyens employés au Mont-Dore.

Dans beaucoup de circonstances ces divers moyens sont employés concurremment; mais, dans certains cas, on n'emploie que quelques-uns de ces moyens. Ainsi les différences de traitement portent non-seulement sur l'emploi raisonné des ressources thermales, mais encore sur la durée de ces mêmes moyens ou mis en usage d'une manière continue, ou suspendus; ne suivant de règle que celles fournies par l'expérience des eaux et l'état du malade qu'il faut constater souvent. C'est ici qu'il convient surtout de répéter souvent cet aphorisme de l'un de nos plus illustres cliniciens: « Le remède n'est rien, la médication est tout, et principalement l'administration a quelque chose de sacramentel. » Et, en effet, il n'y a pas de choses inutiles, de minuties dans une médication sérieuse ; un moyen mis en usage nécessite d'une manière absolue l'emploi d'un agent déterminé. C'est pour avoir manqué à la bonne administration des moyens thérapeutiques, à l'ordre dans lequel ils doivent se succéder, aux conditions de temps, de doses, que des médicaments, du reste énergiques, ont été jugés très-diversement par des praticiens même très-distingués. Si le mérite de cet opuscule ne devait pas être la brièveté, nous pourrions entrer ici dans quelques détails où il serait curieux d'examiner pourquoi tel agent thérapeutique, dans des conditions identiques autant que possible, et employé par un médecin, a donné constamment les mêmes résultats ; tandis que ces effets sont contestés par d'autres praticiens. Stoll exprimait donc une grande vérité en médecine pratique, lorsqu'il recommandait de s'attacher à ces petites minuties dans l'administration des agents thérapeutiques, et dans la diététique en général : *Quasdam magni momenti minutias.*

Si ces soins minutieux, si ces petites rubriques sont reconnus utiles et même indispensables, il n'en peut être différemment des médications hydrothermales ; et, en effet, il faut un soin extrême, non-seulement dans le diagnostic des maladies, mais encore dans l'appréciation des phases où elles sont parvenues. La plupart des maladies chroniques qui conservent de la chaleur, de la fièvre, de la douleur, enfin un certain état d'acuité, se trouveraient fort mal d'une médication énergiquement tonique; il faudra donc attendre que cet état phlegmasique soit tombé entièrement, ou du moins se soit amoindri. Ici, on le voit encore, il faut beaucoup de soin et du tact, et n'instituer qu'une médication d'essai qui, si elle réussit, encouragera à lui donner plus d'extension.

Ces précautions, qui peuvent trouver leur application dans les médications hydrothermales puissantes, sont bien plus rigoureuses encore quand il s'agit des eaux du Mont-Dore, les deux tiers des maladies traitées dans ces thermes constituant des affections de l'appareil respiratoire. Pour ce motif, nous devons nous occuper plus longuement de cet état pathologique.

Aujourd'hui que l'auscultation et la percussion ont donné au diagnostic des différents états pathologiques des poumons et du cœur toute la certitude désirable, nous pouvons bien mieux caractériser ces différents états et tenir un compte plus exact des modifications organiques et de la vertu médicatrice des eaux. Nous n'ignorons pas qu'entre les différents états morbides d'un organe, il y a une sorte de terrain neutre, de symptomatologie commune surtout dans les prodromes, mais bientôt les signes s'individualisent, se spécialisent, l'équivoque cesse, et les éléments du diagnostic différentiel se simplifient et sont probants.

Il est donc important, avant d'admettre un malade à la médication thermale du Mont-Dore, de faire un diagnostic exact. Nous aimons à le reconnaître, et nous sommes heureux de le dire, les lettres médicales que nous remettent les malades, en arrivant aux eaux, ne laissent rien à désirer à cet égard; et si, malgré cela, nous nous livrons aux investigations médicales, nos confrères comprennent que, pour suivre un état pathologique dans toutes les phases du traitement, il faut, qu'on veuille bien nous passer l'expression, qu'un inventaire exact soit fait, afin de savoir ce que le malade apporte, comme aussi ce qu'il emportera des eaux. D'ailleurs, n'avons-nous pas besoin d'un point de départ pour l'administration des eaux et la diététique? Nous l'avons déjà dit, mais il faut bien le répéter encore : les eaux du Mont-Dore, comme toutes les eaux actives, ne peuvent s'adresser utilement qu'à des affections chroniques, apyrétiques, ou peu fébriles; et qui ne se caractérisent pas par des lésions anatomiques incurables.

Si la phthisie pulmonaire n'était pas le résultat d'un état général asthénique, en un mot, d'une cachexie, qu'elle ne fût constituée que par une cause spécifique, *sui generis*, n'agissant que localement, n'entraînant jamais dans son étiologie des prédispositions générales, un état de tout l'organisme, nul doute que cette cruelle maladie n'aurait rien à demander, non-seulement aux eaux du Mont-Dore, mais n'importe à quelles eaux minérales, et il y a mieux, à toutes les médications quelles qu'elles puissent être.

Dans l'état actuel de la science la phthisie n'a pas de spécifique; mais en aura-t-elle jamais ! Et toutes les médications les plus rationnelles, les plus puissantes, les plus avouées, n'exercent qu'une action indirecte sur la phthisie, en relevant les forces, en stimulant l'organisme, en établissant les conditions antagonistes à la naissance du tubercule. Acquerrait-on les aptitudes à la tuberculisation, comme celles aux maladies pédiculaire, vermineuse, scrofuleuse? L'observation tend à le faire croire.

Le savant académicien, président de la Société d'hydrologie médicale de Paris, dans son discours d'ouverture, 1858-1859, exprime ces idées bien mieux que nous n'aurions pu le faire : « Les eaux minérales « (quelles qu'elles soient) impuissantes à faire dispa- « raître le tubercule, sont essentiellement propres à « combattre les dispositions sous l'influence des- « quelles il se forme; elles modifient la constitution, « elles la fortifient, elles y introduisent de nouveaux « éléments. Et alors, de deux choses l'une, ou bien « le tubercule reste stationnaire et passe, si l'on peut « dire ainsi, à l'état de corps étranger, ou bien il par- « court ses phases, se ramollit, est expulsé. Dans le « premier cas, les eaux minérales peuvent être consi- « dérées comme ayant arrêté la marche de la mala- « die, dans le second, elles aident à réparer le dé- « sordre local, en agissant sur l'ensemble de l'éco- « nomie. »

Nos savants prédécesseurs au Mont-Dore admettaient au traitement thermal les phthisiques, soit pour les débarrasser d'une bronchite concomitante aggravant la position, soit pour réduire la bronchite que fait naître le tubercule ramolli en parcourant les bronches et les contaminant. Mais le traitement était refusé dans la période ultime de la maladie, quand l'élément tuberculeux s'était généralisé, que la diarrhée, les sueurs, l'anorexie, l'amaigrissement et un état fébrile continu annonçaient l'incurabilité de la maladie. Si parfois, dans des circonstances particulières, pour ne point ravir à un malade désolé sa dernière espérance, on l'admettait à un traitement, on supprimait les bains, les douches, pour ne prescrire que quelques pédiluves, que le séjour de quelques instants dans les salles d'aspiration, que la prise de quelques grammes d'eau minérale adoucie par le mélange de l'eau de riz.

La bronchite proprement dite, soit qu'elle ait son siége dans les grosses bronches ou dans les tuyaux plus ou moins ténus, soit que la même maladie, affectant la trachée ou le larynx, porte les noms des parties qu'elle affecte, cette bronchite est guérie, ou très-heureusement modifiée au Mont-Dore. Ici l'emploi des bains, d'abord tempérés, puis pris à leur température native, 42 à 43° centigr., celui des douches, des pédiluves d'eau minérale congestionnant fortement les membres abdominaux, de l'eau minérale prise en boisson, enfin du séjour dans les salles d'as-

piration où l'eau minérale en vapeur entraîne non-
seulement des molécules aqueuses, mais encore des
molécules arsenicales ; cette médication sagement
employée produit dans un temps donné des effets re-
marquables. La révulsion est puissante ; les fonctions
de la peau sont rétablies, la sueur est abondante, la
matière sébacée est abondamment sécrétée, phénomènes dus à l'aspiration d'une demi-heure à une
heure et demie de vapeurs d'eau minérale, à l'inges-
tion de quatre à cinq cents grammes d'eau minérale
à sa température native de 42 degrés ; les principes
minéralisateurs agissant comme moyens reconsti-
tuants, sous l'empire de ces moyens, la bronchorrhée
se modifie, se transforme, diminue, et les grandes
fonctions, qui étaient en souffrance, rentrent dans
l'ordre physiologique, et la guérison s'accomplit.

Une longue pratique a pu nous aguerrir contre les
entraînements, comme elle nous a prémuni contre le
scepticisme ; eh bien, des cas de tuberculisation bien
avérée ont été guéris au Mont-Dore, ou singulièrement amendés, ou ont reçu par le traitement thermal
des atermoiments très-reculés. Sans doute, et nous
nous hâtons de le dire, les médications ordinaires en-
registrent aussi des succès, alors que les conditions
pathologiques étaient favorables, que les tubercules
étaient peu nombreux, peu volumineux et que des
influences visibles ou latentes venaient modifier pro-
fondément la vie du viscère et développer cet antago-
nisme de la cachexie. Mais ces bonnes fortunes sont

rares, et, avant de croire au succès, il faut que le temps, un long temps, vienne le confirmer, car on a pu avoir affaire à une première poussée de tubercules, mais une seconde, une troisième, peuvent avoir lieu. On le voit, c'est une mer semée d'écueils ; et eût-on toujours dans la pensée le traité de Zimmermann, fût-on doué d'une merveilleuse sagacité, l'erreur n'aurait lieu que trop souvent encore.

Si la médication thermale est éminemment puissante dans les bronchites essentielles, elle ne l'est pas moins dans celles d'origine métastatique, dépendant de la rétrocession d'un vice psorique, rhumatismal, goutteux, syphilitique ; soit que ces maladies soient à l'état diathésique ou dans leur plus grand état de simplicité. L'action des eaux du Mont-Dore étant périphérique en même temps que reconstituante, exerce sa double influence sur ces états pathologiques et, en les rappelant à leur siége primitif, exonère la muqueuse bronchique.

L'ASTHME humide, nous l'avons dit par anticipation, guérit au Mont-Dore. D'abord la bronchorrhée augmente, mais bientôt l'état vital de la muqueuse bronchique se modifie et les produits morbides modifiés eux-mêmes cessent bientôt d'être sécrétés. La dyspnée elle-même finit par se dissiper.

Mais l'asthme purement nerveux n'obtient pas le même succès et vient encore s'exaspérer au Mont-Dore. Les médecins inspecteurs des eaux reconnaissent eux-mêmes que le traitement hydrothermal est

inutile ou aggrave la position du malade. Il y a ici
une distinction à faire. L'expérience n'est pas une
chose si facile que les meilleurs esprits, que les hom-
mes les plus judicieux n'aient été quelquefois induits
en erreur.

Les eaux du Mont-Dore sont-elles seules coupables
dans l'aggravation de l'asthme nerveux? Nous croyons
qu'elles n'en ont qu'une part, quelle qu'elle soit, et
qu'il faut chercher l'autre part dans les conditions météorologiques du Mont-Dore. L'altitude des montagnes, les vents impétueux, l'abaissement relatif de la
température et ses transitions trop brusques et trop
tranchées, l'inconstance du temps, la fréquence et la
violence des orages, la densité moindre de l'air, toutes
ces causes puissantes, agissant, par voie de contraste,
sur des personnes délicates qui habitent la plaine,
doivent exercer une grande et rapide influence sur la
respiration et surtout sur le système nerveux.

Nous avons vu un personnage politique venir au
Mont-Dore pour une bronchite avec asthme nerveux ;
l'élément nerveux prédominant. Au dixième ou on-
zième jour de traitement il fut pris d'accès d'asthme
tellement violents que nous fûmes obligé de cesser
immédiatement toute médication, bien qu'elle eût été
instituée sur une échelle très-restreinte, et de le renvoyer à Paris : à peine avait-il quitté la montagne et
se trouvait-il à Clermont, qu'il était délivré de ses
vives souffrances. Nous devons dire que des obligations sociales, auxquelles il croyait devoir obtempé-

rer, le faisaient coucher fort tard, et lui faisaient parcourir les montagnes la plus grande partie du jour ; se couchant tard, se levant de très-bonne heure, pour les obligations du traitement M. de X. ne restait pas la nuit plus de cinq heures au lit.

Mais il y a mieux : une dame d'Orléans accompagnait au Mont-Dore son mari malade, et jouissait elle-même de la meilleure santé ; à peine avait-elle habité quatre ou cinq jours cette localité thermale, qu'elle fut prise de malaise, de troubles dans la respiration, d'oppressions, de bouffées de chaleur vers la tête, de palpitations et de constipation sans développement d'aucun mouvement fébrile. Cet état dura pendant tout le temps qu'elle resta au Mont-Dore, et ne cessa qu'après avoir quitté cette localité.

On le voit, il ne faut pas trop se hâter d'attribuer à la médication hydrothermale du Mont-Dore des accidents d'origine purement météorologique. Mais, nous l'avouons, cette question est encore très-obscure et a besoin d'être encore longtemps étudiée, car il nous a été donné de voir au Mont-Dore quatre malades atteints d'asthme purement nerveux et assez douloureux pour venir de fort loin se soumettre au traitement hydrothermal, d'abord tempéré, puis institué dans toute son extension, et quitter le Mont-Dore avec un soulagement très-marqué. Ces malades menaient une vie très-calme, s'abstenaient de promenades sur les plus hauts pics, vivaient sobrement, se couchaient de fort bonne heure et prenaient toutes ces petites précautions, fort assujettissantes sans doute, mais qui préparent et assurent le succès.

La chlorose, cette cachexie peu commune autrefois, mais si fréquente depuis 1824, soit que la cause initiale se trouve dans le trop petit nombre des globules du sang, ou dans leur déformation, ou dans leur composition chimique, soit, ce qui est plus probable, que cette cachexie n'exprime qu'une langueur générale, qu'une torpeur de tout l'organisme, qu'un enchaînement des forces vitales, qu'une lésion de l'innervation ; toujours est-il que toutes les grandes fonctions souffrent, que le sang n'est plus à l'état normal et que l'organisme est dans toutes les conditions d'aptitude à contracter les affections tuberculeuses, les scrofules et tant d'autres. Nous ne pensons pas que la rareté et la déformation des globules, l'absence du fer ainsi que les conditions chimiques du sang soient toujours la raison étiologique de la chlorose, mais plutôt un effet, un accident ou une concomitance. Dans l'état chloro-anémique le sang n'est pas probablement le seul fluide altéré. Aussi, à proprement parler, les préparations ferrugineuses ne sont-elles pas toujours et invariablement le remède de la chlorose.

Dans le mécanisme si compliqué de l'organisme, on voit bien dans les cachexies essentielles ou celles qui ne sont pas le produit d'une affection organique viscérale, on voit bien quels sont les rouages faussés; mais il est bien difficile d'assigner l'ordre successif dans lequel les lésions consécutives se sont opérées.

Chez une chlorotique, l'anorexie est-elle l'accident initial? ou bien l'hématose ou l'innervation ont-elles été le point de départ?

L'asphyxie, abstraction faite des causes qui peuvent la produire, n'arrête-t-elle pas quelquefois subitement, et souvent pour un temps fort long, les grandes fonctions de la vie, l'hématose, la nutrition, la coloration des tissus, les fonctions digestives, celles de l'utérus? Et pourtant à l'heure de l'accident, tous les fluides étaient dans les conditions normales; le fer lui-même était dans le sang à l'état physiologique. Ces grands troubles compromettent la vie et ouvrent largement la porte à toutes les affections qui se caractérisent par l'hyposthénie. Qui donc arrête, gêne le balancier de la vie, ou vient interrompre la régularité de ses mouvements tout à l'heure si parfaite?

Nous demandons pardon pour cette courte digression qui pourtant ne nous a pas trop éloigné de la thérapeutique des affections chloro-anémiques. Et en effet la première condition du traitement ne sera-t-elle pas de rendre aux fonctions altérées leur énergie perdue; aux solides, leur ressort; au système nerveux, cette répartition dynamique de l'élément qu'il prépare ou au moins distribue, et aux fluides leur état physiologique; état complexe, en même temps et tour à tour cause et effet.

Pour arriver à ces fins, nous trouvons dans le traitement hydrothermal du Mont-Dore la plus simple, comme la plus efficace de toutes les médications. Sti-

muler vivement toute l'étendue de l'organe cutané,
les muqueuses de l'appareil respiratoire et digestif,
ainsi que celle des voies génito-urinaires, au moins
chez la femme, par des bains et des douches à température élevée avec des eaux très-excitantes physi-
quement, et jouissant à un haut degré de propriétés
reconstituantes par le fer et l'arsenic qui les minéralisent : telle est l'action de nos eaux ; nous n'en con-
naissons pas de plus énergiques.

Inspecteur d'une eau thermale, nous ne prétendons
pas faire de notre opinion une chose tellement absolue, que nous refusions de rendre justice à l'emploi
méthodique de l'eau à basse température. En effet, il
y a plusieurs manières de produire des réactions et
de déterminer de salutaires révulsions ; mais, dans
bien des circonstances, dans l'immense majorité des
cas, on est heureux de trouver dans les eaux du Mont-
Dore un agent d'énergique révulsion, et un remède
intérieur parfaitement reconstituant.

Nous ne voulons ni dire, ni même insinuer qu'une
saison passée au Mont-Dore suffira toute seule pour
guérir une chloro-anémie quelle qu'elle soit ; non,
cette pensée est bien loin de nous ; nous n'accordons
en général aux eaux minérales que la valeur d'une
bonne, mais passagère médication ; elles ne sont que
l'un des éléments d'un traitement. C'est dire que
nous reconnaissons toute l'utilité, toute la nécessité
des médications appliquées aux maladies qui viennent à nos thermes, soit avant d'y venir, soit après en

être sorties. Bien que dans les établissements thermaux il soit d'usage et de raison que nous appliquions notre médication à l'exclusion des autres agents thérapeutiques, il arrive pourtant quelquefois que nous soyons obligés de retomber dans le domaine ordinaire de la thérapeutique et d'y puiser des moyens auxiliaires ; mais nous en sommes très-sobres, et nous n'oublions jamais que nous devons nous renfermer dans notre spécialité des eaux, que nous sommes des fondés de pouvoir de nos confrères, que, d'ailleurs, le mélange de plusieurs médications ne serait pas légitime ; qu'il y aurait confusion dans leur manière d'agir, qu'enfin il est nécessaire d'interrompre quelquefois les médications les mieux instituées, pour leur en substituer une nouvelle et dans des conditions climatériques et hygiéniques inconnues aux malades. Telle est en général la médication thermale qui soustrait le malade à son pays, à sa vie habituelle physique et morale, à son hygiène accoutumée, à sa nourriture ordinaire, pour le jeter dans un milieu tout nouveau pour lui. Cette perturbation, à part l'influence qu'elle exerce sur le moral, met l'organisme dans d'excellentes conditions pour le traitement hydro-thermal qui va être institué.

LE RHUMATISME est sans contredit la diathèse la plus commune, la plus mobile, la moins identique par son siége, ses caractères, ses manifestations et ses complications avec les autres diathèses.

Comme tous les états constitutionnels, le rhumatisme finit par laisser dans les tissus qu'il affecte des lésions anatomiques quand les phénomènes de nutrition sont altérés, suspendus ou abolis.

Que d'états pathologiques non définis, mal caractérisés, équivoques qui reconnaissent pour cause la diathèse rhumatismale ! Et, en effet, le plus souvent la douleur est la seule manifestation du rhumatisme. Mais la douleur est un élément pathologique insaisissable, dont la notion est vague parce qu'elle tient au sens intime, à la sensibilité. D'ailleurs la douleur n'est jamais identique, car elle dépend essentiellement de l'organe où elle siége. La douleur du rhumatisme affectant les enveloppes du cerveau et de la moelle épinière ne ressemble nullement à celle du rhumatisme des muscles de la vie de relation, ou des parties fibreuses, des cartilages d'encroûtement, ou des membranes du tube digestif, du diaphragme, ou des nerfs eux-mêmes. La sensibilité propre à chaque organe modifie donc la douleur rhumatismale qui, on le voit, est loin d'être identique, et devient pour le médecin une source d'embarras, de tâtonnements et d'erreurs. Toutes les fois que le rapport logique entre l'effet et sa cause n'existe pas pour nous, qu'il y a impossibilité d'asseoir un diagnostic satisfaisant, que la maladie, en un mot, ne se caractérise pas, nous restons dans le vague, nous attendons la manifestation d'éléments suffisants pour en déduire le diagnostic. Nous appliquons à cette recherche ces deux grandes opérations de l'esprit humain : l'analyse et la synthèse, et l'on arrive à la détermination de l'état pathologique. Mais, moins heureux quelquefois ; doués de moins de sagacité et de cette pénétration presque instinctive qui fait en quelque sorte deviner les choses à ces natures d'élite, ces médecins, fort instruits d'ailleurs, appellent caprice et bizarrerie cet état insidieux, comme si dans l'ordre naturel il pouvait se produire quelque chose de capricieux ou bien dû au hasard. On manque à la logique, cela est vrai, mais on a exercé une petite vengeance, et l'on a donné une satisfaction à son amour-propre.

Le rhumatisme viscéral, on le voit bien, n'est pas toujours facile à diagnostiquer, car les lésions fonctionnelles qu'il peut produire ont rarement un caractère tellement spécifique qu'on puisse en déduire l'origine à première vue.

Comme tous les états constitutionnels, le rhumatisme, par l'influence du temps, de l'habitude, de sa diffusion, et d'un molimen pathologique qui échappe à toute appréciation, se combine avec une grande facilité avec d'autres diathèses, soit qu'elles se manifestent spontanément et d'une manière intercurrente, soit que le rhumatisme, comme cause initiale, ait détruit l'équilibre organique, le dynamisme vital, ou produit des perturbations dans les liquides. Rarement donc le rhumatisme chronique est pur de toute complication, et dans les établissements thermaux on a presque toujours affaire au rhumatisme à l'état complexe, irrégulier, larvé, et, à ce point, que l'état pri-

mitif n'est plus l'état dominant, et que souvent l'acces-
soire est devenu le principal. Aussi le rhumatisme
s'accompagne-t-il des états chloro-anémique, lym-
phatique, scrofuleux, nerveux, catarrhal, herpétique,
goutteux, dyspeptique, mélancolique, hystérique,
syphilitique, scorbutique et de tant d'autres qu'il serait trop long d'énumérer.

Nous croyons déjà l'avoir dit ailleurs : les médications thermales ont certainement deux manières d'a-
gir; l'une dépend de leur thermalité même, l'autre de
leur vertu médicatrice chimique. La température des
eaux minérales n'agit pas à l'instar de celle de l'eau
douce à degrés égaux. Dans nos procédés balnéatoires,
les bains et les douches, l'eau minérale a plus de
densité, et elle contient des principes minéralisateurs
excitants qui exercent sur tout l'organe cutané une
stimulation puissante et qui, par voie d'absorption,
s'introduisent dans l'organisme. La seconde action
est aussi l'introduction de ces mêmes principes dans
l'organisme, et par les boissons, et par l'absorption sur
la muqueuse de l'appareil respiratoire. Or, si la plupart des diathèses conduisent fatalement à la cachexie, c'est-à-dire à cette souffrance de tout l'organisme, à cette débilité, inévitable résultat des grands
troubles fonctionnels, les médications thermales, cette
ultima ratio de la médecine, quand elles seront exci-
tantes, toniques, reconstituantes, seront le seul et der-
nier moyen à mettre en usage, et, dans la majeure
partie des cas, sous toute réserve des désordres ana-

tomiques irréparables, les malades guériront, ou verront au moins leurs maladies s'amender. Nous avons donc lieu de nous étonner que, vis-à-vis de l'état asthénique dont nous venons de parler, on ait restreint les eaux du Mont-Dore dans un cadre évidemment trop étroit.

Que l'on ait divisé les eaux minérales suivant leur degré de minéralisation, rien de mieux sans doute, mais il ne faudrait pas toujours proportionner leur vertu médicatrice à leur minéralisation; car c'est moins en général les quantités absolues des principes minéralisants qui font la force des eaux que leur combinaison parfaite, que leur arrangement moléculaire intime; de sorte que l'absorption soit complète, et qu'il y ait une parfaite convenance entre la médication et l'organisme.

Sans doute la médication du Mont-Dore n'est pas un remède universel, sans doute le rhumatisme aigu, douloureux, fébrile, avec éréthisme, s'accommoderait mal de ces thermes, ainsi que la goutte inflammatoire ; mais le Mont-Dore conviendrait dans presque toutes les diathèses accompagnant le rhumatisme; nous en exceptons toutefois les complications syphilitiques et les ostéites avec carie.

Si nous sommes aussi absolu dans ces appréciations, c'est que nous considérons les eaux thermales bien moins comme des remèdes, comme des spécifiques, que comme des médications générales. Aussi s'appliquent-elles moins à des états pathologiques simples,

3.

essentiels, particuliers qu'à des états diathésiques. Or, si nous sommes dans le vrai, nous devons nous étonner qu'une médication aussi puissante que celle du Mont-Dore ne soit pas plus employée, et que son usage soit parcimonieusement restreint au traitement des bronchites et des rhumatismes non douloureux.

La plupart de nos agents thérapeutiques les plus puissants n'ont d'abord été dirigés que contre des états morbides particuliers. Le quinquina, pendant bien longtemps, n'a été administré que dans les fièvres intermittentes; mais, en étudiant ses effets thérapeutiques, on a été convaincu qu'indépendamment de sa vertu antipériodique, il avait encore sur tout l'organisme une action tonique et reconstituante; qu'il régularise la circulation; qu'il exerce sur le système nerveux une action dynamique par suite de laquelle les plus importantes fonctions de la vie organique rentrent dans l'état physiologique. Mais l'iode, le fer, le mercure, l'antimoine, ne sont-ils pas employés, chacun en ce qui le concerne, dans des conditions pathologiques fort différentes? Les eaux du Mont-Dore, rangées dans la classe des eaux bicarbonatées sodiques, bien que le fer et l'arsenic les minéralisent encore; d'une température de 43° centigr., ont une action tonique, révulsive et reconstituante si développée que c'est avec une confiance absolue que nous prions nos confrères d'employer ces eaux, non pas seulement dans les limites étroites où l'on a renfermé leurs propriétés thérapeutiques, mais encore dans les circonstances nombreuses où il s'agira de stimuler, de reconstituer, de réveiller l'organisme. Cette vive stimulation répartie sur tout l'organisme intérieur et extérieur est la plus puissante de toutes les médications, aussi produit-elle des crises sensibles ou latentes qui relèvent l'organisme de sa torpeur et les plus importantes fonctions de leurs irrégularités et de leurs défaillances.

M. Bertrand, dit notre honorable et savant collègue de Vichy, M. le docteur Durand-Fardel, n'attribue guère aux eaux du Mont-Dore qu'une action très-révulsive sur la peau. Nous pensons que M. Bertrand, dans l'ouvrage excellent qu'il a laissé, fait une plus large part aux eaux du Mont-Dore, et qu'il a parfaitement déterminé leur action directe sur les muqueuses des appareils digestif et aérifère et leurs effets réflexes sur tous les systèmes.

Dans ces appréciations, nous avons voulu nous tenir éloigné de tout ce qui peut ressembler à l'exagération ; nous n'avons jamais oublié quels défauts sont attachés à la spécialité. Ne semble-t-il pas qu'à tous les médecins qui s'occupent pratiquement des eaux minérales, cette formule soit jetée, non pas, à Dieu ne plaise ! comme la pomme de discorde, mais presque comme une obligation : Une eau minérale étant donnée, rechercher toutes les circonstances pathologiques dans lesquelles on peut l'appliquer? Dans une pareille recherche, dans ces appréciations, on passe en revue tout le cadre nosologique, et bien moins par la volonté, encore moins dans un but de spéculation, mais, par la pente inévitable de l'esprit humain qui généralise trop vite, même dans les sciences d'observation, nous sommes porté à trop nous préoccuper de nos études de prédilection, et à en porter les conséquences jusqu'aux dernières limites. C'est presque à notre insu que nous étendons un peu loin la sphère d'action de médications aimées et cultivées, et que nous tombons dans des usurpations thérapeutiques. L'hydrologie médicale nous fournit de trop nombreux exemples de ces petits conflits qui éclairent sans doute la science, mais qui nous attirent aussi quelques critiques : qui veut trop prouver, nous dit-on, ne prouve rien ; et puis ces dissentiments, ces prétentions trop exclusives ébranlent la foi médicale, répandent le doute, et nuisent à la propagation de la science hydrothermale, ce beau fleuron de la thérapeutique. Mais nous qui sommes bien loin de vouloir donner une leçon, nous qui ne voulons parler que des tendances trop fréquentes et presque inévitables, sommes-nous bien sûr nous-même que nous avons su éviter ces défauts ? Nos confrères et nos collègues nous jugeront, et nous avons la conviction intime qu'ils le feront avec cette bienveillance dont nous sommes nous-même pénétré pour eux. Voué à l'étude active et expérimentale des eaux du Mont-Dore, nous avouons que ces sources puissantes ont captivé tout notre intérêt, et nous leur adressons volontiers ces mots du poëte : *Dulces ante omnia Nymphæ.*

Nous aurions terminé ces trop longues considérations si nous n'avions à dire quelques mots d'une affection toute particulière du système musculaire qui, dans quelques circonstances, semble reconnaître pour cause la diathèse rhumatismale ; nous voulons parler de la disparition de la fibre musculaire et de son remplacement par un tissu graisseux. Les muscles étant en général superficiellement situés, pourraient dans cette étrange maladie réclamer les eaux thermales du Mont-Dore, administrées à haute température par bains, douches, étuves et douches de vapeurs à très-haute température, autant pour rappeler les fonctions de nutrition dans la fibre musculaire, que pour combattre une diathèse dont le caractère dominant est certainement l'asthénie.

Le cœur, comme muscle et dans d'intimes rapports avec le sac fibro-séreux qui le contient, est quelquefois solidaire dans les arthrites aiguës fébriles. Si d'énergiques et persistantes médications ne sont pas mises longtemps en usage, le tissu musculaire subit des altérations, les valvules s'épaississent et leurs fonctions devenant insuffisantes troublent la grande circulation et compromettent la vie.

M. Bertrand, dès 1823, avait signalé l'excellence des eaux du Mont-Dore dans cette affection du cœur, et avait discuté, avec la sagacité qui le caractérisait, quelles étaient les bornes dans lesquelles il fallait se tenir pour être utile et non pour aggraver les désordres anatomiques. M. le docteur Vernière, aujour-

d'hui notre collègue au Mont-Dore, a publié, il y a
quelques années, étant à Saint-Nectaire, un fort bon
travail sur le rhumatisme cardiaque, où il pose les
règles pratiques du traitement de l'endocardite par
les médications thermales. Notre collègue de Vichy,
M. Durand-Fardel, croit que, dans quelques circonstances, les troubles fonctionnels du cœur ne corres-
pondaient pas en gravité avec les signes stéthoscopi-
ques ; en effet, dit-il, on a pu confondre des résultats
d'anémie avec des désordres organiques. Pour nous,
nous pensons, en réservant la judicieuse réflexion de
l'inspecteur de Vichy, que MM. Bertrand et Vernière
ont bien observé, et que l'on emploiera les eaux du
Mont-Dore dans ces endocardites commençantes et d'o-
rigine rhumatismale, avec un grand avantage ; mais,
nous le répétons, le médecin a besoin d'une prudence
extrême, car les eaux thermales, augmentant la circulation, l'affection du cœur, si elle dépassait une certaine limite, et qu'elle ne fût pas, ou ne fût plus de
nature à être détruite, prendrait, sous l'empire de ce
traitement énergique, un développement très-rapide.

Le propre de la médication du Mont-Dore dans les
rhumatismes, c'est de renouveler, c'est d'exaspérer la
douleur, au point même d'inquiéter les malades ; mais
bientôt la tolérance s'établit et le malade est plus ou
moins promptement soulagé.

Les ostéites avec carie se trouvent mal de l'excitation des eaux du Mont-Dore, comme aussi les affections syphilitiques.

Un homme très-vigoureux et dans la force de l'âge, affecté de paraplégie, fut envoyé au Mont-Dore où il prit quelques bains, mais des douleurs atroces se déclarèrent et il vint nous consulter. Une myélite aiguë fut diagnostiquée. Ayant appris que les bains qui lui avaient été conseillés n'avaient pu être tolérés, nous l'interrogeâmes au point de vue de la syphilis ; au même moment sa femme laissait écouler par la bouche une salive abondante devant nous. Nous examinâmes sa bouche; le voile du palais était contaminé, les grandes lèvres et le pourtour de l'anus étaient le siége de plaques muqueuses. Cette femme ignorant la nature de cette affection, nous dûmes lui en cacher l'origine, et la soigner à son insu. Le mari n'offrait aucune manifestation vénérienne, mais, six mois avant son mariage, il avait contracté des ulcérations syphilitiques qui s'étaient cicatrisées; il y avait donc syphilis constitutionnelle sans manifestation extérieure. Une médication spécifique fut jointe à un traitement actif de la myélite et le malade revint à la santé.

L'utérus, tout en étant l'organe où s'accomplissent les phénomènes de la fécondation et de toute la vie fœtale du nouvel être, remplit encore d'autres fonctions : les unes tiennent à la congestion et à l'hémorrhagie mensuelles nécessaires à la fécondation ; les autres concernent l'état dynamique de l'innervation. La femme est tout entière dans l'existence de l'utérus à l'état physiologique. C'est cet organe qui lui imprime son caractère, son esprit, ses sentiments,

ses tendances, son cachet et son organisation. Sans
cet organe elle ne serait pas elle-même, mais un être
équivoque, négatif. Cette individualité, toute d'aberra-
tion, ne serait qu'une monstruosité. Que l'on considère
en effet sous ses rapports moraux et intellectuels la
femme, à qui son organisation a refusé le flux catamé-
nial, ce signe, dans les lois de la nature, qui désigne
la prédestination de la femme, eh bien, son ambi-
guïté est étrange, sa vie affective est très-restreinte,
et, si elle veut en étendre la sphère, ce ne sera ni par
sentiment, ni par cette sympathie dont le siége est
dans le cœur, et, comme on dit, dans les entrailles ;
mais par devoir, par raison, par une nécessité sociale.
Elle ne jouit pas, qu'on nous passe une locution em-
pruntée au droit, de son état sexuel.

Si nous sommes entré dans ces considérations,
c'était pour arriver aux influences que les affections
de l'utérus exercent sur tout l'organisme. Parmi ces
états morbides, deux seuls fixeront notre attention,
parce que leur thérapeutique tombe dans le domaine
des médications thermales.

L'un de ces états est la torpeur de l'utérus qui se
caractérise par la réduction de sa vitalité ; on dirait
que cet organe ne reçoit pas assez de sang, et qu'il
est hors de la sphère d'activité de l'innervation. L'organe semble dormir, et l'individu, comme on dit, est
en retard, et il atteint sans fruit et dépasse l'âge de
la puberté sans jouir du flux périodique, ou si ce flux
existe, il est tellement irrégulier et insuffisant qu'il

ne peut compter physiologiquement parlant. De là
les troubles fonctionnels généraux si nombreux et
que ne peut expliquer l'état anatomique de l'utérus ;
l'aménorrhée, l'hystérie, la stérilité, et toutes ces perturbations des grands centres nerveux, ces paralysies, ces chorées, ces états morbides particuliers,
si étranges et si nombreux de la sensibilité et de la
contractilité, états qui troublent souvent l'intelligence
et font le malheur de la vie.

Les médications thermales du Mont-Dore, administrées avec prudence, mais avec activité, peuvent rendre
dre les plus grands services en activant les grandes
fonctions, en réveillant la circulation et l'innervation
défaillantes, en pénétrant de sang tout le système
génito-urinaire, et, par des crises, en allumant ce
feu de la vie utérine, en rappelant à la vie fonctionnelle un organe engourdi et en quelque sorte oublié,
et en le faisant entrer dans ce concert universel de la
vie organique. Tous les appareils dont se compose
l'organisme sont solidaires les uns des autres ; l'un
vient-il à s'altérer, les autres tôt ou tard deviennent
malades. De là la fréquence des états constitutionnels, des diathèses et des cachexies.

Mais cet état de l'utérus, que nous cherchons à caractériser, vient-il à cesser, le sang plus riche, plus
normal vient-il l'exciter, l'innervation l'arrache-t-elle
à sa longue inertie, le flux menstruel s'établit, la stérilité de cause vitale cesse, les orages du système
nerveux s'apaisent, tout rentre dans le calme, et la

femme reprend ses aptitudes, ses droits et ses fonctions.

La médication thermale du Mont-Dore, en stimulant vivement tout l'organisme, soit en modifiant les fluides dans le sens physiologique, soit en rétablissant l'état dynamique de l'innervation, soit en agissant encore sur les solides d'une manière particulière, détermine des crises salutaires ou promptes, ou qui modifient lentement, mais sûrement.

L'autre état de l'utérus, qui se caractérise par le catarrhe chronique simple et non douloureux, se trouve bien des eaux du Mont-Dore ; d'abord parce qu'il s'accompagne fort souvent d'états diathésiques que la médication du Mont-Dore modifie ; ensuite parce que ces flux, qui ne sont en général que l'expression d'une irritation à l'état subaigu, ont besoin d'une stimulation qui modifie la muqueuse, change sa vitalité et la conduit ainsi à l'état physiologique.

Les bains, les douches sont alors d'une grande utilité. Si, dans quelques circonstances, on est conduit à prescrire les douches ascendantes, nous n'hésitons pas à dire qu'il faut les employer rarement et avec les plus grandes précautions, car l'expérience prouve que ce n'est pas en vain que l'on froisse, que l'on tourmente le tissu utéro-vaginal.

Nous n'avons rien à dire des paralysies d'une manière particulière, car toutes les eaux thermales à haute température pourront ranimer la fibre musculaire frappée d'atonie ou subissant des transforma-

tions ; mais les paralysies dépendant des lésions des
centres nerveux ou de leur compression par des produits d'origine hémorrhagique ou par des tumeurs,
ne se modifieront jamais tant que le corps compri-
mant exercera son action. Cependant, nous l'avons
déjà dit, au moins implicitement, les paralysies diathésiques n'étant que des manifestations d'états constitutionnels, guérissent dans toutes les stations thermales, si les états diathésiques y guérissent eux-mêmes.
Notre collègue, M. le docteur Regnault, n'hésite pas
à soumettre les hémiplégiques à la médication des
thermes qu'il dirige si habilement, et cela avec d'autant plus de succès que les malades sont plus rap-
prochés du moment de l'accident. Quand un homme
de la valeur scientifique de cet honorable médecin
avance un fait semblable, que ce fait n'est pas unique,
qu'il se répète souvent même, il faut l'accepter, le com-
menter, et, dans le scepticisme le plus philosophique
et le plus avoué, ne pas donner trop d'extension au
deficiente naturâ, omnia vana.

M. le professeur Rostan a démontré parfaitement,
et il y a bien des années, que l'hémiplégie n'est pas
toujours due à une hémorrhagie cérébrale, mais assez
souvent à un ramollissement de cet organe. De là
le peu d'opportunité des saignées, non-seulement
dans l'hémiplégie suite de ramollissement, mais encore dans l'hémiplégie par hémorrhagie. Dans le plus
grand nombre des cas les saignées ne peuvent rien
sur le sang épanché, et si elles sont spoliatives, elles

déterminent une débilité qui doit nuire à l'absorption du caillot. Nous pensons qu'à cet égard les praticiens sont d'accord, et notre collègue M. le docteur Regnault affirme que, toutes choses égales d'ailleurs, il préfère plutôt appliquer sa médication thermale aux malades qui n'ont suivi aucune médication qu'à ceux qui ont été saignés.

Les PARAPLÉGIES d'origine rhumatismale guérissent bien au Mont-Dore ; quant à celles qui dépendent des autres diathèses, elles guérissent avec les diathèses dont elles ne sont qu'une expression.

Si, dans le cours de ce travail, on n'a pas perdu de vue l'action stimulante des eaux du Mont-Dore, on aura pu se pénétrer de leur efficacité dans toutes les affections qui se caractérisent par la débilité, ou dans celles dues à des rétrocessions exanthématiques, ou à des déviations hémorrhagiques, ou à leur suppression. La médication étant bien connue, nous ne ferons pas l'injure à nos confrères de citer tous les cas pathologiques qui demandent la médication du Mont-Dore. Comme toutes les médications, ils emploieront la nôtre avec toute l'habileté qui les caractérise, et nous ne craignons pas d'affirmer qu'ils en retireront bien souvent des avantages considérables. Entrer dans plus de détails serait dépasser les bornes et le but de cet opuscule, qui n'a été composé que pour faire connaître plus particulièrement les eaux du Mont-Dore, les retirer d'un injuste oubli, mettre en évidence leurs propriétés thérapeutiques, et déter-

miner, sans aucune exagération, mais avec exacti-
tude, les conditions pathologiques dans lesquelles
elles peuvent être administrées avec succès. Notre
désir était également de prémunir contre cette ten-
dance d'inconstance, qui quelquefois fait abandonner
les stations thermales les plus actives pour des loca-
lités moins utiles, mais où la mode exerce actuelle-
ment son empire.

Cette notice, si elle pouvait contribuer dans sa
sphère modeste à répandre le goût de l'hydrologie
médicale, à généraliser parmi les médecins et les élèves l'étude de cette science, à ajouter à la thérapeutique une médication énergique et trop oubliée, et à
faire prendre au gouvernement l'initiative de mesures
qui mettraient les eaux thermales à la portée de toutes
les souffrances, cette notice aurait eu sans doute une
incontestable utilité.

Nous l'avons dit en commençant, beaucoup de
médecins accusent d'impuissance beaucoup d'eaux
minérales, parce qu'ils voient que ces eaux à minéralisation différente jouissent quelquefois des mêmes
propriétés thérapeutiques, et qu'elles sont appliquées
dans les mêmes conditions pathologiques. Nous
croyons avoir répondu suffisamment à ce reproche.
Il est dangereux que les médecins soient les promo-
teurs d'opinions irrationnelles en médecine, car elles
s'infiltrent dans les masses et deviennent les erreurs
populaires contre lesquelles nous avons tant à lutter.
Le monde reflète les opinions les plus accréditées en

médecine ; Broussais a exercé une pression qui a duré longtemps ; et le temps n'est pas loin encore où tout dérangement fonctionnel des voies digestives était une gastro-entérite, et où le plus léger trouble dans la circulation cardiaque passait pour un anévrisme, et cette maladie et la pâleur étaient alors fort à la mode.

Le temps viendra où l'hydrologie, encore à son aurore, deviendra, sous les auspices des savants académiciens, MM. les docteurs Mélier, Patissier et Guérard, et par les soins habiles et constants de laborieux hydrologues et de savants chimistes, une science qui prendra rang, et sera la branche la plus importante de la thérapeutique. Et, telle est notre confiance, que nous sommes convaincu qu'avant peu l'enseignement de l'hydrologie médicale fera l'objet de la création d'une chaire spéciale à l'école de Paris ; déjà un de nos savants collègues fait, avec autant de talent que de succès, un cours d'hydrologie médicale. Une société de ce nom, présidée par l'honorable inspecteur général des eaux minérales, société de savants qui s'est déjà distinguée par d'importants travaux, répand de vives lumières sur l'hydrologie ; infiltre peu à peu dans le public médical le goût de cette science, et ouvre une carrière nouvelle, et impose la nécessité d'études qui ne manqueront pas d'être exigées des élèves qui étudient la médecine.

Nous aurions terminé cette notice, si nous ne jugions pas utile de dire sur les thermes du Mont-Dore quelques mots sur ses conditions topographiques et météorologiques qui nous semblent assez insolites pour ne pas les passer sous silence. Nos confrères, au reste, ne seront pas fâchés de savoir où vont leurs malades, et dans quelles conditions nouvelles ils se trouvent.

Le village des bains du Mont-Dore est situé dans une vallée dont l'élévation, au-dessus du niveau de la mer, est à 1,046 mètres. Cette vallée court du nord au sud, se trouve rétrécie par deux montagnes, l'une à l'est, le Puy-de-l'Angle, à 1,744 mètres, l'autre à l'ouest, appelée le Capucin, à 1,473 mètres au-dessus de la vallée. Le village est bâti entre ces deux monts, dont les bases ne laissent guère entre elles plus de quatre à six cents mètres, peut-être moins encore, dans leur plus grande largeur. La naissante et modeste Dordogne, faible ruisseau, mais torrent impétueux lors de la fonte des neiges, parcourt cette vallée et reçoit de moment en moment le tribut des cascades et des nombreux filets d'eau qui s'échappent des montagnes.

La vallée du Mont-Dore est balayée directement par les vents du sud ou du nord, et garantie de ceux de l'est ou de l'ouest par les deux montagnes dont nous avons parlé ; ou si ces vents pénètrent, ce n'est que par les déchirures des montagnes et ils sont alors réfléchis et déviés. Cette disposition ne permet pas d'élever de girouettes au Mont-Dore, et ce n'est que dans la direction des nuages que l'on peut trouver celle des vents qui toujours sont impétueux.

La vallée du Mont-Dore, resserrée entre deux montagnes d'une altitude assez considérable, est privée
pendant six mois de la présence du soleil. La présence très-précoce des neiges, leur fonte très-tardive,
la soustraction du soleil, réfroidissent le climat et ne
permettent pas aux arbres fruitiers d'y mûrir leurs
fruits, ni aux légumes d'y venir excepté le chou et la
pomme de terre. Ces conditions climatériques prédisposent singulièrement les habitants aux affections
scrofuleuses et rhumatismales et au goître. Par une disposition particulière les femmes seules sont affectées
de goître. Du moins n'avons-nous vu aucun homme
affecté de cette maladie.

Si le Mont-Dore a quelques inconvénients de climat pour ceux qui y font leur séjour habituel, il offre
en retour de précieux avantages pour ceux qui n'y
viennent habiter qu'une saison. L'extrême pureté de
l'air, l'odeur résineuse qu'exhalent les forêts, l'élévation des montagnes, la magnificence des sites les
plus variés, plaisent aux malades, changent le cours
de leurs idées et influent beaucoup plus qu'on ne le
croit sur plusieurs états pathologiques.

Il faut déduire de ce qui précède qu'au Mont-
Dore les malades doivent venir tard et quitter de
bonne heure; ce qui renferme la saison des eaux
dans un espace de deux mois et demi, du 15 juin au
1er septembre.

La position élevée du Mont-Dore diminue la pression atmosphérique et augmente l'action périphérique des fluides ; de là la facilité des transpirations, crise précieuse en bien des circonstances. De là aussi cette nécessité pour les hémoptysiques à peau colorée, à circulation exubérante, de ne point entreprendre l'ascension des hauts pics et de ne faire au Mont-Dore que le séjour nécessaire à la médication qu'ils viennent y suivre ; tandis que ceux à peau ne donnant aucun reflet sanguin, à circulation réduite peuvent y séjourner sans aucun risque, attendu que l'altitude du Mont-Dore n'est pas tellement considérable qu'elle puisse agir réellement sur des personnes bien portantes et que ce n'est que dans les états vraiment pléthoriques des poumons et du cœur que cette diminution de pression peut être active. Les hémoptysiques dont la peau pâle est privée de sang se trouvent très-bien des bains et des douches à température élevée.

Dans un climat semblable à celui dont nous parlons, remarquable par ses transitions brusques de température, par ses vents impétueux, ses orages fréquents et subits, il faut toujours être vêtu chaudement, ne sortir qu'après midi pour les promenades et rentrer de bonne heure.

L'organisme livré à une médication énergique a besoin de calme pour ne pas déranger le travail de la nature. On a remarqué que les médications thermales exigent, en général, quelques précautions tendant à changer les habitudes des malades, afin de les mettre dans des conditions toutes nouvelles et propres à fa-

voriser des états critiques. Ainsi les malades habitués
à se coucher tard, se retireront de bonne heure et se
lèveront de bon matin, de manière à dormir le temps
nécessaire à la réparation des pertes que fait le
corps par les sueurs très-abondantes que provoque la
médication thermale et par l'exercice auquel on se
livre volontiers.

La nourriture dans les hôtels du Mont-Dore ne
laisse rien à désirer, peut-être même a-t-elle trop de
recherche et de variété. L'alimentation dans un traitement thermal est une chose importante, et il est
regrettable qu'on en tienne peu de compte. Le paysan
de Graenfeld, Vincent Prietssnitz, bien plus heureux
que nous, impose ses prescriptions à ses dociles malades, les met à l'usage d'un pain grossier, de laitage,
d'un peu de viande et d'eau pure, et cette alimentation,
des moins recherchées et des plus primitives, ne sou-
lève aucun murmure, tandis que nos prescriptions
sont contrôlées, discutées; mais il semble que l'igno-
rance et la grossièreté aient plus de droits à la confiance que l'expérience et le savoir.

Le Mont-Dore, qui est à la distance de 40 à 48 kilo-
mètres de Clermont, selon la route que l'on prend,
offre sept sources, dont la plus chaude, celle dite la
Madeleine, donne 44° 9 centigr. Celle de César donne
43° 7, la plupart des autres 43° et quelques dixièmes.

Nos bains dits tempérés marquent 28 à 32°; ceux
pris à la température des sources dits les grands
bains, ou bains du Pavillon, marquent depuis 41° jus-

qu'à 43°. Ils sont construits en pierre dont le fond donne un libre accès aux sources qui les emplissent et les renouvelle sans cesse, et qui marquent de 41° à 43°, suivant probablement le volume de la source ; de manière que ces petites piscines ont le double avantage d'une température élevée et d'un courant continuel.

On doit mentionner également une source froide, la source Sainte-Marguerite qui, thermométrée le 5 septembre par une température atmosphérique de 19° 5, marquait 13°. Cette source est remarquable par l'abondance de l'acide carbonique qu'elle dégage surtout quand le temps est orageux. Les habitants du pays et beaucoup de baigneurs la boivent quelquefois en guise d'eau de seltz, mais l'expérience a démontré qu'il ne faut pas en abuser, attendu sa minéralisation.

La médication du Mont-Dore se compose de sept moyens : 1° Le bain entier ou demi-bain tempéré, ou à la température native des sources ; 2° les douches à un seul jet ou à jets multiples, à température des bains ; jets à calibres variés ; 3° aspirations de vapeurs d'eau minérale, contenant de l'arséniate de soude en quantité très-notable. Ces aspirations ont une action remarquable ; elles sont données pendant l'espace d'une demi-heure à une heure et demie et sont à des températures qui varient de 28 à 36° et plus, selon que l'on s'élève sur les gradins dont les salles sont munies. Ces températures prises par nous-même, et un grand nombre de fois, sont extrêmement exactes ; 4° les douches de vapeur à température élevée, dirigées à volonté sur telle partie du corps ; 5° l'eau minérale de la source de la Madeleine à 43° de température, prise depuis un demi-verre jusqu'à quatre, soit pure, soit coupée ; 6° les pédiluves pris dans les baignoires à haute température jouissant, à raison de leur chaleur et surtout de leur minéralisation, de propriétés révulsives très prononcées ; 7° enfin les douches ascendantes employées avec une grande réserve dans les affections de l'utérus, du rectum, et fort efficaces quand on veut rappeler le flux hémorrhoïdal et quelquefois même le flux mensuel.

Quatre ou cinq de ces procédés balnéatoires sont fort souvent employés ensemble, mais quelquefois suivant l'exigence des cas on ne doit se servir que de deux ou de trois.

L'analyse des eaux du Mont-Dore faite par M. Berthier, à la source de César, donne par litre :

ACIDE CARBONIQUÉ LIBRE.

QUANTITÉ INDÉTERMINÉE.	
gr.	
Bicarbonate de soude.	0,633
Chlorure de sodium.	0,383
Sulfate se soude.	0,065
Carbonate de chaux.	0,160
Carbonate de magnésie.	0,160
Silice.	0,240
Oxyde de fer.	0,040

Sels secs.

MM. Bertrand et Thénard ont trouvé en outre :

Arséniate de soude. . . . .   1 millig. 253.

La température des eaux du Mont-Dore ne varie pas sensiblement, cependant, le 19 août 1858, les sources Saint-Jean ou du Pavillon ayant été thermométrées en notre présence par M. le docteur Rotureau, nous ont offert, le 5 septembre suivant, par une température ambiante de 19° 5, avec un excellent instrument, avec le concours de plusieurs personnes, et après plusieurs expériences, une différence d'un degré. Cette différence n'infirme pas l'invariabilité de température dont nous avons parlé, mais accuse la difficulté d'opérations faites, quoique en plein jour, à l'aide de la bougie dans les endroits où l'eau émerge des sources ; il est fort difficile en effet de lire rapidement, et pendant cette recherche la colonne de mercure s'abaisse.

Nous disions tout à l'heure que la température des sources du Mont-Dore n'avaient jamais varié, et, en effet, à l'époque Césarienne de l'histoire de Rome, les bains du Mont-Dore, de création récente, étaient à la température où ils sont encore aujourd'hui, nous n'en voulons pour preuve que le corps de l'homme qui est un thermomètre qui ne trompe pas. Et cependant quoique les volcans de l'Auvergne soient éteints depuis des milliers d'années, de temps en temps les montagnes sont encore agitées par des temblements de terre qui pourtant n'ont pas influé sur le régime des eaux minérales. En 1842, le 22 juin, à midi, une secousse se fit sentir d'une manière effrayante ; les gens qui se promenaient sur le trottoir des thermes

crurent que les voûtes de l'établissement s'écrou-
laient ; les habitants quittaient leurs maisons ébran-
lées ; à partir de ce jour jusqu'à la fin du même mois,
on entendit plusieurs fois des bruits souterrains, mais
les secousses furent moins violentes. En 1843, à
partir du 15 décembre, jusqu'à la fin de ce mois, il ne
se passa guères de jour sans que l'on ressentît plusieurs secousses souterraines très-fortes; et le phénomène, pendant les premiers jours de janvier, se fit
ressentir avec la même vivacité. Il est à remarquer
que ces secousses n'affectèrent que le groupe des
montagnes du Mont-Dore, que le temps était magni-
fique dans la montagne, et que la Limagne était cou-
verte de brouillards. En 1857, vers la fin de juin, on
affirme qu'à Pont-Gibaud, compris dans le groupe
des montagnes du Puy-de-Dôme, on ressentit une secousse assez violente pour faire tinter la cloche de
l'horloge.

Les tables météorologiques que nous tenons au
Mont-Dore présentent, avec celles que nous tenons à
Nemours, département de Seine-et-Marne, des diffé-
rences telles, que nous croyons utile de les noter.

Pendant le mois de juillet il a plu au Mont-Dore
17 jours, et à Nemours 11 jours. En août, il y a eu
au Mont-Dore 12 jours de pluie, et à Nemours 10
jours. En juillet, à la station thermale du Mont-Dore
le thermomètre ne s'est élevé qu'une fois à 26° centig.
et la température minima a été de 5°. A Nemours la
température maxima a été de 32° 5, et en minima 7°.

En août au Mont-Dore la température maxima a été
de 26° 5, la minima 7°, à Nemours le thermomètre
s'est élevé, dans le même mois, à 31° 4, et a donné
en minima 7° 1. Nous avons quelquefois remarqué au
Mont-Dore que les variations thermométriques sont
brusques et en quelque sorte désordonnées, de sorte
qu'au moment de la journée où la température doit être
le plus élevée, elle est par le fait beaucoup plus basse.
Nous avions noté que le 20 août à quatre heures après
midi, par un temps couvert, le thermomètre indiquait
11°, tandis qu'à sept heures du soir il remontait de 2°,
le minima de la nuit ayant donné 10°. Ces oscillations
trouvent leur explication dans les courants rapides
des vents.

Nous terminons cette notice avec la persuasion que
si nous avons fait des omissions, elles tiennent plutôt
à la nature de l'ouvrage même qu'à notre volonté et
à nos soins. Toutefois, nos confrères suppléeront ai-
sément à ces lacunes, et, dans cette circonstance,
jamais vérité n'aura été mieux appliquée : *Pauca in-
telligentibus.*

Si cette notice n'était pas exclusivement destinée
aux médecins, nous aurions pu entrer dans des détails utiles sans doute aux baigneurs et aux touristes,
et, à cet égard, nous renvoyons à l'ouvrage de
M. Bertrand, à celui du savant M. Lecoq, professeur

d'histoire naturelle à l'académie de Clermont, et au *Manuel des Eaux minérales du Mont-Dore*, dans lequel le savant docteur Mérat, de l'Académie de médecine, mon cher et honorable parent, a su réunir avec autant de grâce que d'esprit d'excellents conseils à des détails très-utiles et très-intéressants.

La Fontaine disait que les longs ouvrages lui faisaient peur. Ce goût n'est-il pas généralement partagé? Mais il y a plus, un ouvrage, quelque court qu'il soit, s'il est mal fait et mal conçu, sera toujours long, et le malencontreux auteur aurait mieux fait d'imiter de Conrart le silence prudent.

Le public n'est-il pas un peu le fabuleux Procuste? et l'auteur qui livre à la presse, ne fût-ce même qu'une ligne, ne s'étend-il pas volontairement sur le lit inhospitalier du tyran? et ce lit, que chaque lecteur proportionne toujours à sa taille, mutile toujours plus ou moins l'auteur qui l'essaie.

Quelques mutilations que puisse recevoir l'auteur de cet opuscule, il s'en consolerait s'il avait pu contribuer à appeler plus spécialement l'attention sur l'étude de l'hydrologie médicale.

Le poëte de Tibur connaissait bien les tribulations de ceux qui tiennent la plume : *Si brevis esse volo, obscurus fio*, disait-il, et pour sortir de cette embarrassante incertitude, Ovide dit : *Inter utrumque tene*, ce qui n'est pas toujours facile, Phaéton l'avait déjà prouvé. Toutefois, l'indulgence est sollicitée par le but même de cet opuscule; la bienveillance de nos confrères lui fera-t-elle entièrement défaut?

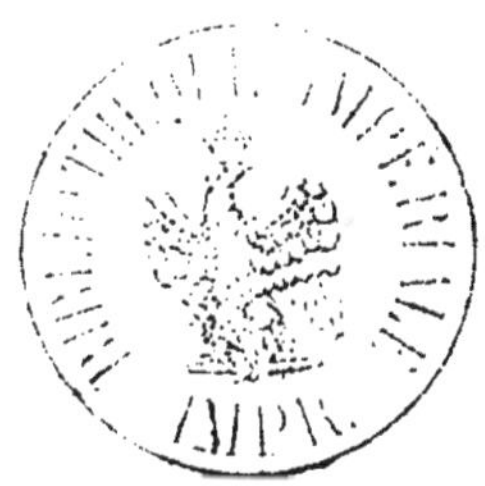

FIN.